ITALIENISCHE REZEPTE 2021

Italienisches Kochbuch mit schnellen und authentischen Rezepten

JONAS WAGNER

BUON

APPETITO !!!

INHALTSVERZEICHNIS

6

Garnelen-Reis-Salat

Insalata di Riso con Gamberi

Ergibt 4 Portionen

Fiumicino außerhalb Roms ist bekannt als Standort eines der größten Flughäfen Italiens, benannt nach dem Künstler Leonardo Da Vinci. Fiumicino ist aber auch ein Seehafen, in den die Römer im Sommer gerne gehen, um die kühle Brise zu genießen und in einem der großartigen Fischrestaurants am Ufer zu essen. In Bastianelli al Molo saßen wir unter einem großen weißen Regenschirm auf der Terrasse und beobachteten das Meer. Ich hatte eine Mahlzeit mit mehreren Gängen, die diesen einfachen Garnelen-Reis-Salat enthielt.

Gekochter Langkornreis härtet im Kühlschrank aus. Machen Sie diesen Salat also kurz vor dem geplanten Servieren.

2 Tassen Langkornreis

1/3 Tasse natives Olivenöl extra

3 Esslöffel frischer Zitronensaft

1 Pfund mittelgroße Garnelen, geschält und entdarmt

1 Bund Rucola

2 mittelgroße Tomaten, in Keile geschnitten

1. 4 Tassen Wasser in einem großen Topf zum Kochen bringen.
Fügen Sie den Reis und 1 Teelöffel Salz hinzu. Gut umrühren.
Reduzieren Sie die Hitze auf niedrig, decken Sie die Pfanne ab
und kochen Sie 16 bis 18 Minuten, bis der Reis zart ist. Gießen
Sie den Reis in eine große Schüssel.

2. In einer kleinen Schüssel Öl, Zitronensaft sowie Salz und Pfeffer
nach Belieben verquirlen. Das halbe Dressing in den Reis
einrühren und abkühlen lassen.

3. Schneiden Sie die harten Stängel der Rucola ab und werfen Sie
alle vergilbten oder gequetschten Blätter weg. Waschen Sie den
Rucola in mehreren kühlen Wasserwechseln. Sehr gut trocknen.
Den Rucola in mundgerechte Stücke zerreißen.

4. 2 Liter Wasser in einem mittelgroßen Topf zum Kochen
bringen. Fügen Sie die Garnelen und das Salz hinzu, um zu
schmecken. Zum Kochen bringen und ca. 2 Minuten kochen, bis
die Garnelen rosa sind und gerade durchgekocht sind. Ablassen
und unter fließendem Wasser abkühlen lassen.

5. Schneiden Sie die Garnelen in mundgerechte Stücke. Rühren Sie
die Garnelen und Rucola in den Reis. Den Rest des Dressings

hinzufügen und gut umrühren. Würzen und Gewürze anpassen. Mit den Tomaten garnieren. Sofort servieren.

Garnelen-, Orangen- und Sardellensalat

Insalata di Gamberi, Arancia und Acciughe

Ergibt 4 Portionen

Eines meiner Lieblingsrestaurants in Venedig ist La Corte Sconta, "der versteckte Innenhof". Trotz seines Namens ist es nicht allzu schwer zu finden, da es sich um eine sehr beliebte Trattoria handelt, die ein Menü mit allen Meeresfrüchtegerichten serviert. Dieser Salat, pikant mit Dijon-Senf, ist von einem inspiriert, den ich dort gegessen habe.

1 kleine rote Zwiebel, dünn geschnitten

2 Teelöffel Dijon-Senf

1 Knoblauchzehe, leicht zerkleinert

4 Teelöffel frischer Zitronensaft

1/4 Tasse natives Olivenöl extra

1 Teelöffel gehackter frischer Rosmarin

Salz und frisch gemahlener schwarzer Pfeffer

24 große Garnelen, geschält und entdarmt

4 Nabelorangen, geschält, weißes Mark entfernt und in Scheiben geschnitten

1 (2 Unzen) Dose Sardellenfilets, abgetropft

1. Legen Sie die Zwiebel in eine mittelgroße Schüssel mit sehr kaltem Wasser, um sie zu bedecken. 10 Minuten stehen lassen. Die Zwiebel abtropfen lassen, erneut mit sehr kaltem Wasser bedecken und weitere 10 Minuten stehen lassen. (Dadurch wird der Zwiebelgeschmack weniger scharf.) Die Zwiebel trocken tupfen.

2. Senf, Knoblauch, Zitronensaft, Öl und Rosmarin in einer großen Schüssel nach Belieben mit Salz und frisch gemahlenem schwarzen Pfeffer verquirlen.

3. Einen mittelgroßen Topf mit Wasser bei mittlerer Hitze zum Kochen bringen. Fügen Sie die Garnelen und das Salz hinzu, um zu schmecken. Kochen, bis die Garnelen rosa werden und je nach Größe ca. 2 Minuten durchgegart sind. Ablassen und unter fließendem Wasser abkühlen lassen.

4. Die Garnelen mit dem Dressing in die Schüssel geben und gut umrühren. Die Brunnenkresse auf Serviertellern anrichten. Top mit den Orangenscheiben. Die Garnelen löffeln und über die

Orangen legen. Die Zwiebelscheiben darüber streuen. Sofort servieren.

Sardinen-Rucola-Salat

Insalata con le Sarde

Ergibt 2 Portionen

Dieser Salat basiert auf einem Salat, den ich in Rom probiert habe und der auf einer dicken Scheibe geröstetem Brot serviert und als Bruschetta serviert wurde. Obwohl ich die Kombination mochte, war es schwer zu essen. Ich bevorzuge es, das Brot als Beilage zu servieren. In Olivenöl verpackte Sardinen in Dosen haben einen köstlichen Rauchgeschmack, der diesem einfachen Salat viel hinzufügt.

1 großer Bund Rucola

2 Esslöffel Olivenöl

1 Esslöffel frischer Zitronensaft

Salz und frisch gemahlener schwarzer Pfeffer

1/2 Tasse schwarz gehärtete Oliven, entkernt und in 2 oder 3 Stücke geschnitten

1 (3 Unzen) Dose Sardinen in Olivenöl

2 Frühlingszwiebeln in dünne Scheiben schneiden

4 Scheiben italienisches Brot, geröstet

1. Schneiden Sie die harten Stängel der Rucola ab und werfen Sie
alle vergilbten oder gequetschten Blätter weg. Waschen Sie den
Rucola in mehreren kühlen Wasserwechseln. Sehr gut trocknen.
Den Rucola in mundgerechte Stücke zerreißen.

2. In einer großen Schüssel Öl, Zitronensaft sowie Salz und Pfeffer
nach Belieben verquirlen. Rucola, Oliven, Sardinen und
Frühlingszwiebeln hinzufügen und gut verrühren. Würzen und
Gewürze anpassen.

3. Sofort mit dem gerösteten Brot servieren.

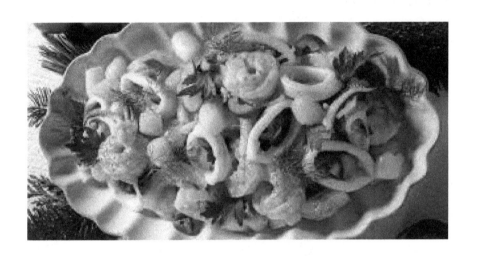

Gegrillter Jakobsmuschelsalat

Insalata di Capesante alla Griglia

Ergibt 3 bis 4 Portionen.

Große, pralle Jakobsmuscheln werden köstlich gegrillt und auf einem Bett aus zartem Salat und Tomaten serviert. Die Jakobsmuscheln können auf einem Außengrill gekocht werden, aber ich mache diesen Salat das ganze Jahr über, deshalb koche ich die Jakobsmuscheln meistens auf einer Grillpfanne. Dieser Salat ist inspiriert von einem, den ich oft im I Trulli Restaurant und Enoteca in New York genossen habe.

Olivenöl

1 Pfund große Jakobsmuscheln, gespült

2 Esslöffel frischer Zitronensaft

Salz und frisch gemahlener schwarzer Pfeffer

2 Esslöffel gehacktes frisches Basilikum

1 Esslöffel gehackte frische Minze

2 große reife Tomaten, in mundgerechte Stücke geschnitten

6 Tassen zartes Salatgrün, in mundgerechte Stücke zerrissen

1. Erhitzen Sie eine Grillpfanne bei mittlerer bis hoher Hitze, bis ein Tropfen Wasser brutzelt, wenn er auf die Oberfläche fällt. Die Pfanne leicht mit Öl bestreichen.

2. Die Jakobsmuscheln trocken tupfen und auf die Grillpfanne legen. 2 Minuten kochen lassen, bis die Jakobsmuscheln leicht gebräunt sind. Die Jakobsmuscheln wenden und in der Mitte 1 bis 2 Minuten bräunen und leicht durchscheinend kochen.

3. In einer großen Schüssel den Zitronensaft mit 3 EL Öl verquirlen. Fügen Sie die Jakobsmuscheln hinzu und werfen Sie gut. 5 Minuten stehen lassen und ein- oder zweimal umrühren.

4. Die Kräuter und Tomaten zu den Jakobsmuscheln geben und vorsichtig umrühren.

5. Den Salat auf Serviertellern anrichten. Top mit der Jakobsmuschelmischung und sofort servieren.

Venezianischer Krabbensalat

Insalata di Granseola

Ergibt 6 Portionen

In Venedig gibt es viele Weinbars, Bacari genannt, in denen sich Menschen treffen, um Freunde zu treffen und ein Glas Wein und kleine Teller mit Essen zu probieren. Dieser delikate Salat aus großen Krabben, Granseole genannt, wird oft als Belag für Crostini serviert. In formelleren Restaurants wird es elegant in Radicchio-Tassen serviert. Es ist eine schöne Vorspeise für ein Sommeressen.

2 Esslöffel gehackte frische Petersilie

1/4 Tasse natives Olivenöl extra

2 Esslöffel frischer Zitronensaft

Salz und frisch gemahlener schwarzer Pfeffer nach Geschmack

1 Pfund frisches Krabbenfleisch, gepflückt

1. In einer mittelgroßen Schüssel Petersilie, Öl, Zitronensaft sowie Salz und Pfeffer nach Belieben verquirlen. Das Krabbenfleisch hinzufügen und gut umrühren. Geschmack zum Würzen.

2. Die Radicchio-Blätter auf Serviertellern anrichten. Schaufeln Sie den Salat auf die Blätter. Sofort servieren.

Calamari-Salat mit Rucola und Tomaten

Insalata di Calamari

Ergibt 6 Portionen

Die kreuz und quer verlaufenden Schnitte auf der Oberfläche der Calamari (Tintenfisch) führen dazu, dass sich die Stücke beim Kochen fest zusammenrollen. Dies macht den Calamari nicht nur zart, sondern macht ihn auch sehr attraktiv.

Für den besten Geschmack eine gute Marinierzeit einplanen. Sie können die Calamari bis zu drei Stunden im Voraus zubereiten.

1½ Pfund gereinigte Calamari (Tintenfisch)

2 gehackte Knoblauchzehen

2 Esslöffel gehackte frische Petersilie

5 Esslöffel Olivenöl

2 Esslöffel frischer Zitronensaft

Salz und frisch gemahlener schwarzer Pfeffer

1 großer Bund Rucola

1 Esslöffel Balsamico-Essig

1 Tasse Kirsch- oder Traubentomaten, halbiert

1. Die Calamari der Länge nach aufschneiden und flach öffnen. Ritzen Sie die Körper mit einem scharfen Messer ein und machen Sie diagonale Linien in einem Abstand von etwa 1/4 Zoll. Drehen Sie das Messer und machen Sie diagonale Linien in die entgegengesetzte Richtung, um ein kreuz und quer verlaufendes Muster zu bilden. Schneiden Sie jeden Tintenfisch in 2-Zoll-Quadrate. Schneiden Sie die Basis jeder Gruppe von Tentakeln in zwei Hälften. Die Stücke abspülen, abtropfen lassen und in eine Schüssel geben.

2. Fügen Sie den Knoblauch, die Petersilie, 2 Esslöffel Olivenöl, den Zitronensaft sowie Salz und Pfeffer hinzu, um zu schmecken, und werfen Sie gut. Abdecken und bis zu 3 Stunden vor dem Kochen marinieren.

3. Übertragen Sie den Tintenfisch und die Marinade in eine große Pfanne. Bei mittlerer bis hoher Hitze unter häufigem Rühren etwa 5 Minuten kochen, bis der Tintenfisch undurchsichtig ist.

4. Schneiden Sie die harten Stängel der Rucola ab und werfen Sie alle vergilbten oder gequetschten Blätter weg. Waschen Sie den Rucola in mehreren kühlen Wasserwechseln. Sehr gut trocknen.

Den Rucola in mundgerechte Stücke zerreißen. Den Rucola auf einer Platte anrichten.

5. In einer kleinen Schüssel die restlichen 3 Esslöffel Öl und Essig sowie Salz und Pfeffer nach Geschmack verquirlen. Über den Rucola gießen und gut umrühren. Den Tintenfisch über den Rucola geben. Die Tomaten darüber streuen und sofort servieren.

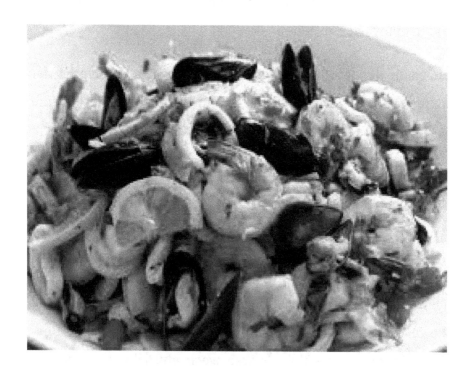

Hummersalat

Insalata di Aragosta

Ergibt 4 bis 6 Portionen

Sardinien ist berühmt für seine Schalentiere, insbesondere Langusten, bekannt als Astice, und süße Garnelen. Mein Mann und ich aßen diesen frisch schmeckenden Salat in einer kleinen Trattoria am Meer in Alghero, als wir den Fischern zusahen, wie sie ihre Netze für die Arbeit am nächsten Tag reparierten. Einer saß barfuß auf dem Dock. Mit den Zehen umklammerte er ein Ende des Netzes und hielt es straff, so dass beide Hände zum Nähen frei waren.

Dieser Salat kann eine ganze Mahlzeit oder ein erster Gang sein. Eine Flasche gekühlte sardische Vernaccia wäre die perfekte Begleitung.

Einige Fischmärkte dämpfen die Hummer für Sie und ersparen Ihnen einen Schritt.

4 Hummer (jeweils ca. 11/4 Pfund)

1 mittelrote Zwiebel, halbiert und in dünne Scheiben geschnitten

6 Basilikumblätter

4 zarte Sellerierippen, in dünne Scheiben geschnitten

Etwa 1/2 Tasse natives Olivenöl extra

2 bis 3 Esslöffel frischer Zitronensaft

Salz und frisch gemahlener schwarzer Pfeffer

Salatblätter

8 dünne Scheiben knuspriges italienisches Brot

1 Knoblauchzehe

3 große reife Tomaten, in Keile geschnitten

1. Stellen Sie ein Gestell oder einen Dampfkorb auf den Boden eines Topfes, der groß genug ist, um alle vier Hummer aufzunehmen. (Ein 8- oder 10-Liter-Topf sollte funktionieren.) Fügen Sie Wasser hinzu, um direkt unter das Gestell zu gelangen. Das Wasser zum Kochen bringen. Fügen Sie die Hummer hinzu und decken Sie den Topf ab. Wenn das Wasser wieder kocht und Dampf aus dem Topf entweicht, kochen Sie die Hummer je nach Größe 10 Minuten oder länger. Übertragen Sie die Hummer auf eine Platte und lassen Sie abkühlen.

2. Die Zwiebel in eine kleine Schüssel geben und mit Eiswasser bedecken. 15 Minuten stehen lassen. Ersetzen Sie das Wasser

und lassen Sie es weitere 15 Minuten stehen. Abtropfen lassen und trocken tupfen.

3. In der Zwischenzeit das Hummerfleisch aus den Schalen nehmen. Brechen Sie die Hummerschwänze ab. Entfernen Sie mit einer Geflügelschere die dünne Schale, die das Schwanzfleisch bedeckt. Schlagen Sie mit der stumpfen Seite des Messers auf die Krallen, um sie zu knacken. Brechen Sie die Krallen auf. Entfernen Sie das Fleisch mit Ihren Fingern. Schneiden Sie das Fleisch in dünne Scheiben und legen Sie es in eine große Schüssel.

4. Stapeln Sie die Basilikumblätter und schneiden Sie sie quer in dünne Bänder. Basilikum, Sellerie und Zwiebel mit dem Hummer in die Schüssel geben. Mit 1/4 Tasse Öl und Zitronensaft beträufeln und mit Salz und Pfeffer abschmecken. Gut werfen. Die Hummermischung auf vier mit Salatblättern ausgekleideten Tellern anrichten.

5. Toasten Sie das Brot und reiben Sie es mit einer geschnittenen Knoblauchzehe ein. Den Toast mit dem restlichen Öl beträufeln und mit Salz bestreuen. Die Platte mit Toast und Tomatenschnitzen garnieren. Sofort servieren.

Toskanischer Thunfisch-Bohnen-Salat

Insalata di Tonno alla Toscana

Ergibt 6 Portionen

Toskanische Köche sind berühmt für ihre Fähigkeit, Bohnen genau richtig zu kochen. Zart, cremig und voller Geschmack machen die Bohnen aus einem gewöhnlichen Gericht etwas Besonderes, wie diesen klassischen Salat. Wenn Sie es finden können, kaufen Sie ventresca di tonno, Thunfischbauch, in gutem Olivenöl eingelegt. Der Bauch gilt als der feinste Teil des Thunfischs. Es ist teurer, aber voller Geschmack, mit einer fleischigen Textur.

3 Esslöffel natives Olivenöl extra

1 bis 2 Esslöffel frischer Zitronensaft

Salz und frisch gemahlener schwarzer Pfeffer

3 Tassen gekochte oder konservierte Cannellini-Bohnen, abgetropft

2 zarte Sellerierippen, in dünne Scheiben geschnitten

1 kleine rote Zwiebel, sehr dünn geschnitten

2 (7 Unzen) Dosen italienischer Thunfisch in Olivenöl verpackt

2 oder 3 belgische Endivien, geschnitten und in Speere getrennt

1. In einer mittelgroßen Schüssel Öl, Zitronensaft und Salz nach Belieben verquirlen und reichlich Pfeffer mahlen.

2. Fügen Sie die Bohnen, den Sellerie, die Zwiebel und den Thunfisch hinzu. Gut umrühren.

3. Ordnen Sie die Endivienspeere auf einer Platte. Top mit dem Salat. Sofort servieren.

Couscous Thunfischsalat

Insalata di Tonno e Cuscusu

Ergibt 4 Portionen

Couscous wird in mehreren italienischen Regionen, einschließlich Teilen Siziliens und der Toskana, gegessen. In der sizilianischen Stadt San Vito lo Capo findet jedes Jahr ein Couscous-Festival statt, das Hunderttausende Besucher aus aller Welt anzieht. Traditionell wird der Couscous mit einer Vielzahl von Meeresfrüchten, Fleisch oder Gemüse gekocht und heiß serviert. Dieser schnelle Thunfisch-Couscous-Salat ist ein zufriedenstellendes, modernes Gericht.

1 Tasse schnell kochender Couscous

Salz

2 Esslöffel gehacktes frisches Basilikum

3 Esslöffel Olivenöl

2 Esslöffel Zitronensaft

Frisch gemahlener schwarzer Pfeffer

1 Dose italienischer Thunfisch in Olivenöl verpackt

2 zarte Sellerierippen, gehackt

1 Tomate, gehackt

1 kleine Gurke, geschält, entkernt und gehackt

1. Den Couscous mit Salz nach Geschmack gemäß den
Anweisungen in der Packung kochen.

2. In einer kleinen Schüssel Basilikum, Öl, Zitronensaft sowie Salz
und Pfeffer nach Belieben verquirlen. Den warmen Couscous
einrühren. Gut mischen. Würzen und Gewürze anpassen. Den
Thunfisch abtropfen lassen und mit Sellerie, Tomate und Gurke
in die Schüssel geben.

3. Gut umrühren. Würzen und Gewürze anpassen. Bei
Raumtemperatur servieren oder kurz im Kühlschrank kalt
stellen.

Thunfischsalat mit Bohnen und Rucola

Insalata di Tonno, Fagioli und Rucola

Ergibt 2 bis 4 Portionen

Ich denke, ich könnte ein ganzes Buch über meine Lieblings-Thunfischsalate schreiben. Dies ist eine, die ich oft für ein schnelles Mittag- oder Abendessen mache.

1 großes Bündel Rucola oder Brunnenkresse

2 Tassen gekochte oder konservierte Cannellini oder Cranberry Bohnen, abgetropft

1 Dose italienischer Thunfisch in Olivenöl verpackt

1/4 Tasse gehackte rote Zwiebel

2 Esslöffel Kapern, gespült und abgetropft

1 Esslöffel frischer Zitronensaft

Salz und frisch gemahlener schwarzer Pfeffer

Zitronenscheiben zum Garnieren

1. Schneiden Sie die zähen Stängel der Rucola oder Brunnenkresse ab und werfen Sie alle vergilbten oder gequetschten Blätter weg.

Waschen Sie den Rucola in mehreren kühlen Wasserwechseln. Sehr gut trocknen. Zerreißen Sie das Grün in mundgerechte Stücke.

2. In einer großen Salatschüssel die Bohnen, den Thunfisch und das Öl, die roten Zwiebeln, die Kapern und den Zitronensaft verrühren. Gut werfen.

3. Das Gemüse einrühren und mit Zitronenscheiben garniert servieren.

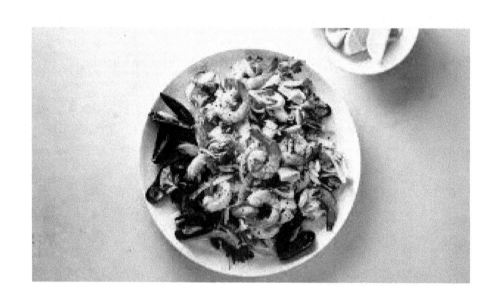

Freitagabend Thunfischsalat

Insalata di Venerdi Sera

Ergibt 4 Portionen

Zu einer Zeit waren Freitage fleischlose Tage in katholischen Häusern. Das Abendessen in unserem Haus bestand normalerweise aus Nudeln und Bohnen und diesem einfachen Salat.

1 Dose italienischer Thunfisch in Olivenöl verpackt

2 Rippen Sellerie mit Blättern, geschnitten und in Scheiben geschnitten

2 mittelgroße Tomaten, in mundgerechte Stücke geschnitten

2 hart gekochte Eier, geschält und geviertelt

3 oder 4 Scheiben rote Zwiebel, dünn geschnitten und geviertelt

Prise getrockneter Oregano

2 Esslöffel natives Olivenöl extra

1/2 eines mittelgroßen Kopfes Römersalat, gespült und getrocknet

Zitronenscheiben

1. Den Thunfisch mit seinem Öl in eine große Schüssel geben. Den Thunfisch mit einer Gabel in Stücke schneiden.

2. Fügen Sie den Sellerie, die Tomaten, die Eier und die Zwiebel zum Thunfisch hinzu. Mit Oregano und Olivenöl bestreuen und leicht verrühren.

3. Die Salatblätter auf einer Platte anrichten. Top mit dem Thunfischsalat. Mit Zitronenschnitzen garnieren und sofort servieren.

Gorgonzola und Haselnuss Dressing

Salsa di Gorgonzola und Nocciole

Macht etwa 2/3 Tasse

Ich hatte dieses Dressing im Piemont, wo es auf Endivienblättern serviert wurde, aber es ist gut für eine beliebige Anzahl von zähen Grüns wie Frisée, Escarole oder Spinat.

4 Esslöffel natives Olivenöl extra

1 Esslöffel Rotweinessig

Salz und frisch gemahlener schwarzer Pfeffer

2 Esslöffel zerbröckelte Gorgonzola

1/4 Tasse gehackte geröstete Haselnüsse (sieheToasten und Hautnüsse)

In einer kleinen Schüssel Öl, Essig sowie Salz und Pfeffer nach Belieben verquirlen. Gorgonzola und Haselnüsse einrühren. Sofort servieren.

Zitronencreme-Dressing

Salsa di Limone alla Panna

Macht etwa 1/3 Tasse

Ein bisschen Sahne nimmt einem zitronigen Dressing den Rand. Ich mag das auf zarten Salatblättern.

3 Esslöffel natives Olivenöl extra

1 Esslöffel frischer Zitronensaft

1 Esslöffel Sahne

Salz und frisch gemahlener schwarzer Pfeffer

In einer kleinen Schüssel alle Zutaten verquirlen. Sofort servieren.

Orangenhonig-Dressing

Citronette al'Arancia

Macht etwa 1/3 Tasse

Die Süße dieses Dressings passt perfekt zu gemischten Grüns wie Mesclun. Oder probieren Sie es mit einer Kombination aus Brunnenkresse, roten Zwiebeln und schwarzen Oliven.

3 Esslöffel natives Olivenöl extra

1 Teelöffel Honig

2 Esslöffel frischer Orangensaft

Salz und frisch gemahlener schwarzer Pfeffer

In einer kleinen Schüssel alle Zutaten verquirlen. Sofort servieren.

Fleischbrühe

Brodo di Carne

Macht etwa 4 Liter

Hier ist eine Grundbrühe aus verschiedenen Fleischsorten, die für Suppen, Risotti und Eintöpfe verwendet werden kann. Eine gute Brühe sollte voller Geschmack sein, aber nicht so aggressiv, dass sie den Geschmack des Gerichts übernimmt. Rindfleisch, Kalbfleisch und Geflügel können verwendet werden, aber vermeiden Sie Schweinefleisch oder Lammfleisch. Ihr Geschmack ist stark und kann die Brühe überwältigen. Variieren Sie die Fleischanteile für diese Brühe nach Ihrem Geschmack oder nach den Zutaten, die Sie zur Hand haben.

2 Pfund fleischige Rindfleischknochen

2 Pfund Kalbsschulter mit Knochen

2 Pfund Hühner- oder Truthahnteile

2 Karotten, geschnitten und in 3 oder 4 Stücke geschnitten

2 Sellerierippen mit Blättern, in 3 oder 4 Stücke geschnitten

2 mittelgroße Zwiebeln, geschält, aber ganz gelassen

1 große Tomate oder 1 Tasse gehackte Tomatenkonserven

1 Knoblauchzehe

3 oder 4 Zweige frische Petersilie mit Stielen

1. Kombinieren Sie in einem großen Suppentopf die Fleisch-, Knochen- und Hühnerteile. 6 Liter kaltes Wasser hinzufügen und bei mittlerer Hitze zum Kochen bringen.

2. Stellen Sie die Hitze so ein, dass das Wasser kaum kocht. Schaum und Fett abschöpfen, die an der Oberfläche der Brühe aufsteigen.

3. Wenn der Schaum nicht mehr aufsteigt, fügen Sie die restlichen Zutaten hinzu. 3 Stunden kochen lassen und die Hitze so regulieren, dass die Flüssigkeit leicht sprudelt.

4. Lassen Sie die Brühe kurz abkühlen und geben Sie sie in Plastikbehälter. Die Brühe kann sofort verwendet werden oder vollständig abkühlen, dann abgedeckt und bis zu 3 Tage im Kühlschrank oder bis zu 3 Monate im Gefrierschrank aufbewahrt werden.

Hühnersuppe

Brodo di Pollo

Macht etwa 4 Liter

Ein altes Huhn, bekannt als Geflügel, verleiht der Brühe einen voileren, reicheren Geschmack als ein jüngerer Vogel. Wenn Sie kein Geflügel finden können, versuchen Sie, der Brühe Putenflügel oder - hälse hinzuzufügen, aber verwenden Sie nicht zu viel Pute, da sonst der Geschmack das Huhn überwältigt.

Nach dem Kochen wird ein Großteil des Geschmacks aus dem Fleisch gekocht, aber sparsame italienische Köche verwenden es, um einen Salat zuzubereiten oder ihn für eine Pasta- oder Gemüsefüllung zu hacken.

1 4-Pfund-ganzes Geflügel oder Huhn

2 Pfund Hühner- oder Truthahnteile

2 Sellerierippen mit Blättern, zerschnitten

2 Karotten, zerschnitten

2 mittelgroße Zwiebeln, geschält und ganz belassen

1 große Tomate oder 1 Tasse gehackte Tomatenkonserven

1 Knoblauchzehe

3 oder 4 Zweige frische Petersilie

1. Legen Sie die Teile für Geflügel, Hühnchen oder Pute in einen großen Suppentopf. 5 Liter kaltes Wasser hinzufügen und bei mittlerer Hitze zum Kochen bringen.

2. Stellen Sie die Hitze so ein, dass das Wasser kaum kocht. Schaum und Fett abschöpfen, die an der Oberfläche der Brühe aufsteigen.

3. Sobald der Schaum aufhört zu steigen, fügen Sie die restlichen Zutaten hinzu. 2 Stunden kochen lassen und die Hitze so regulieren, dass die Flüssigkeit leicht sprudelt.

4. Lassen Sie die Brühe kurz abkühlen und geben Sie sie in Plastikbehälter. Die Brühe kann sofort verwendet werden oder vollständig abkühlen, dann abgedeckt und bis zu 3 Tage im Kühlschrank oder bis zu 3 Monate im Gefrierschrank aufbewahrt werden.

Antoniettas Bohnensuppe

Zuppa di Fagioli

Ergibt 8 Portionen

Als ich das Weingut der Familie Pasetti in den Abruzzen besuchte, bereitete ihre Köchin Antonietta diese Bohnensuppe zum Mittagessen zu. Es basiert auf dem Klassiker<u>Ragù im Abruzzen-Stil</u>Sie können aber auch eine andere Tomatensauce mit oder ohne Fleisch verwenden.

Eine Lebensmittelmühle wird verwendet, um die Bohnen zu glätten und die Schalen zu entfernen. Die Suppe kann auch in einer Küchenmaschine oder einem Mixer püriert werden. Antonietta servierte die Suppe mit frisch geriebenem Parmigiano-Reggiano, obwohl sie uns sagte, dass es für Gäste in dieser Region traditionell ist, die Suppe mit den Samen eines frischen grünen Chilis zu würzen. Neben dem geriebenen Käse reichte sie einen Teller mit Chilischoten und einem Messer herum, damit jeder Diner seinen eigenen hacken und hinzufügen konnte.

2 Tassen <u>Ragù im Abruzzen-Stil</u>oder eine andere Fleisch- oder Tomatensauce

3 Tassen Wasser

4 Tassen abgetropfte gekochte getrocknete oder konservierte Cranberry- oder Cannellini-Bohnen

Salz und frisch gemahlener schwarzer Pfeffer nach Geschmack

4 Unzen Spaghetti, geschnitten oder in 2-Zoll-Stücke gebrochen

Frisch geriebener Parmigiano-Reggiano

1 oder 2 frische grüne Chilischoten wie Jalapeno (optional)

1. Bereiten Sie gegebenenfalls den Ragù vor. Dann in einem großen Topf den Ragù und das Wasser vermischen. Die Bohnen durch eine Lebensmittelmühle in den Topf geben. Bei schwacher Hitze unter gelegentlichem Rühren kochen, bis die Suppe heiß ist. Nach Belieben Salz und Pfeffer hinzufügen.

2. Fügen Sie die Nudeln hinzu und rühren Sie gut um. Unter häufigem Rühren kochen, bis die Nudeln weich sind. Fügen Sie etwas mehr Wasser hinzu, wenn die Suppe zu dick wird.

3. Heiß oder warm servieren. Geben Sie den Käse und die frischen Chilis, falls verwendet, separat weiter.

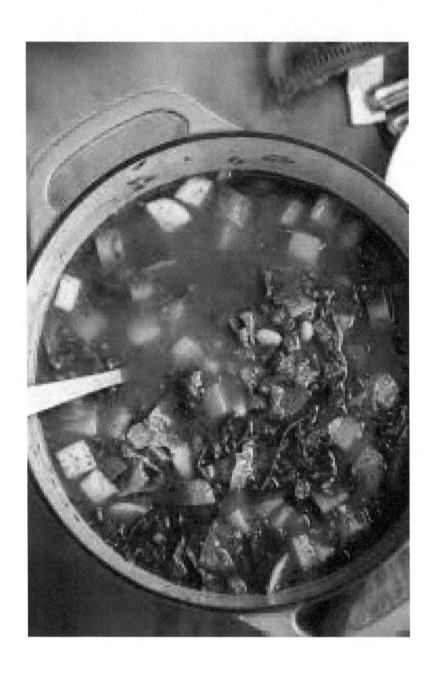

Pasta und Bohnen

Pasta e Fagioli

Ergibt 8 Portionen

Diese neapolitanische Version der Bohnen- und Nudelsuppe (bekannt unter dem Dialektnamen "Pasta Fazool") wird normalerweise sehr dick serviert, sollte aber trotzdem mit einem Löffel gegessen werden.

¼ Tasse Olivenöl

2 gehackte Sellerierippen (ca. 1 Tasse)

2 Knoblauchzehen, fein gehackt

1 Tasse geschälte, entkernte und gehackte frische Tomaten oder Tomatenkonserven

Prise zerkleinerten roten Pfeffer

Salz

3 Tassen abgetropfte gekochte getrocknete oder konservierte Cannellini oder Great Northern Bohnen abtropfen lassen

8 Unzen Ditalini oder gebrochene Spaghetti

1. Gießen Sie das Öl in einen großen Topf. Fügen Sie den Sellerie und den Knoblauch hinzu. Bei mittlerer Hitze unter häufigem Rühren etwa 10 Minuten kochen, bis das Gemüse zart und goldbraun ist. Fügen Sie die Tomaten, den zerkleinerten roten Pfeffer und das Salz hinzu, um zu schmecken. Etwa 10 Minuten köcheln lassen, bis es leicht eingedickt ist.

2. Die Bohnen in die Tomatensauce geben. Die Mischung zum Kochen bringen. Einige der Bohnen mit der Rückseite eines großen Löffels zerdrücken.

3. Einen großen Topf Wasser zum Kochen bringen. Fügen Sie das Salz hinzu, um zu schmecken, dann die Nudeln. Gut umrühren. Bei starker Hitze unter häufigem Rühren kochen, bis die Nudeln zart, aber leicht unterbacken sind. Die Nudeln abtropfen lassen und etwas Kochwasser aufheben.

4. Rühren Sie die Nudeln in die Bohnenmischung. Fügen Sie bei Bedarf etwas Kochwasser hinzu, aber die Mischung sollte sehr dick bleiben. Schalten Sie die Heizung aus und lassen Sie sie ca. 10 Minuten vor dem Servieren stehen.

Cremige Bohnensuppe

Crema di Fagioli

Ergibt 4 bis 6 Portionen

*Ich bin auf eine Version dieses Rezepts in A Tavola ("Am Tisch")
gestoßen, einem italienischen Kochmagazin. Cremig und
geschmeidig ist diese Suppe ein reines, beruhigendes Komfort-Essen.*

3 Tassen abgetropfte gekochte getrocknete oder konservierte Cannellini
oder Great Northern Bohnen abtropfen lassen

Über 2 Tassen hausgemacht <u>Fleischbrühe</u> oder eine Mischung aus halb im
Laden gekaufter Rinderbrühe und halb Wasser

1/2 Tasse Milch

2 Eigelb

1/2 Tasse frisch geriebener Parmigiano-Reggiano plus mehr zum Servieren

Salz und frisch gemahlener schwarzer Pfeffer

1. Pürieren Sie die Bohnen in einer Küchenmaschine, einem Mixer
oder einer Lebensmittelmühle.

2. In einem mittelgroßen Topf die Brühe bei mittlerer Hitze zum Kochen bringen. Das Bohnenpüree einrühren und zum Kochen bringen.

3. In einer kleinen Schüssel Milch und Eigelb verquirlen. Etwa eine Tasse Suppe in die Schüssel geben und glatt rühren. Gießen Sie die Mischung in den Topf. Unter Rühren kochen, bis es sehr heiß ist, aber nicht kocht.

4. Parmigiano-Reggiano einrühren und mit Salz und Pfeffer abschmecken. Heiß servieren und mit zusätzlichem Käse bestreuen.

Friaulische Gersten-Bohnen-Suppe

Zuppa di Orzo e Fagioli

Ergibt 6 Portionen

Obwohl es in den USA besser als kleine Nudelform bekannt ist, ist Orzo auf Italienisch der Name für Gerste, eines der ersten Getreidearten, die jemals angebaut wurden. Die Region, die heute Friaul in Italien ist, war einst ein Teil Österreichs. Das Vorhandensein von Gerste zeigt die österreichischen Wurzeln dieser Suppe.

Wenn Sie bereits gekochte oder konservierte Bohnen verwenden, ersetzen Sie 3 Tassen oder zwei 16-Unzen-Dosen mit abgetropften Bohnen, reduzieren Sie das Wasser auf 4 Tassen und kochen Sie die Suppe in Schritt 2 nur 30 Minuten lang. Fahren Sie dann wie angegeben fort.

2 Esslöffel Olivenöl

2 Unzen fein gehackte Pancetta

2 Sellerierippen, gehackt

2 Karotten, gehackt

1 mittelgroße Zwiebel, gehackt

1 Knoblauchzehe, fein gehackt

1 Tasse (ca. 8 Unzen) getrocknete Cannellini oder <u>Tolle Bohnen aus dem Norden</u>

1/2 Tasse Perlgerste, gespült und abgetropft

Salz und frisch gemahlener schwarzer Pfeffer

1. Gießen Sie das Öl in einen großen Topf. Fügen Sie die Pancetta hinzu. Bei mittlerer Hitze unter häufigem Rühren etwa 10 Minuten kochen, bis die Pancetta leicht gebräunt ist. Fügen Sie den Sellerie, die Karotten, die Zwiebel und den Knoblauch hinzu. Unter häufigem Rühren ca. 10 Minuten kochen, bis das Gemüse goldbraun ist.

2. Fügen Sie die Bohnen und 8 Tassen Wasser hinzu. Zum Kochen bringen. Abdecken und bei schwacher Hitze 11/2 bis 2 Stunden kochen lassen oder bis die Bohnen sehr zart sind.

3. Einige der Bohnen mit der Rückseite eines großen Löffels zerdrücken. Fügen Sie die Gerste und Salz und Pfeffer hinzu, um zu schmecken. 30 Minuten kochen lassen oder bis die Gerste weich ist. Rühren Sie die Suppe häufig um, damit die Gerste nicht am Boden des Topfes klebt. Fügen Sie Wasser hinzu, wenn die Suppe zu dick ist. Heiß oder warm servieren.

Bohnen-Pilz-Suppe

Minestra di Fagioli e Funghi

Ergibt 8 Portionen

An einem kühlen Herbsttag in der Toskana sehnte ich mich nach einer herzhaften Suppe und führte mich zu einer einfachen, aber unvergesslichen Mahlzeit. Im Il Prato, einem Restaurant in Pienza, gab der Kellner bekannt, dass die Küche an diesem Tag eine spezielle Bohnensuppe zubereitet habe. Die Suppe war köstlich, mit einem erdigen, rauchigen Geschmack, den ich später durch die Zugabe von getrockneten Steinpilzen erfuhr. Nach der Suppe bestellte ich einige der ausgezeichneten Pecorino-Käse, für die Pienza berühmt ist.

1/2 Unzen getrocknete Steinpilze

1 Tasse warmes Wasser

2 mittelgroße Karotten, gehackt

1 Sellerierippe, gehackt

1 mittelgroße Zwiebel, gehackt

1 Tasse geschälte, entkernte und gehackte frische Tomaten oder Tomatenkonserven

¼ Tasse gehackte frische flache Petersilie

6 Tassen hausgemacht <u>Fleischbrühe</u> oder <u>Hühnersuppe</u> oder eine Mischung aus halb im Laden gekaufter Brühe und halb Wasser

3 Tassen abgetropfte gekochte getrocknete oder konservierte Cannellini oder große Bohnen aus dem Norden

½ Tasse mittelkörniger Reis wie Arborio

Salz und frisch gemahlener schwarzer Pfeffer nach Geschmack

1. Die Pilze 30 Minuten im Wasser einweichen. Entfernen Sie die Pilze und reservieren Sie die Flüssigkeit. Spülen Sie die Pilze unter kaltem fließendem Wasser ab, um jeglichen Schmutz zu entfernen. Achten Sie dabei besonders auf die Stängel, an denen sich Erde ansammelt. Die Pilze grob hacken. Die Pilzflüssigkeit durch einen Papierkaffeefilter in eine Schüssel abseihen und aufbewahren.

2. Kombinieren Sie in einem großen Topf die Pilze und ihre Flüssigkeit, die Karotten, den Sellerie, die Zwiebel, die Tomate, die Petersilie und die Brühe. Zum Kochen bringen. Kochen, bis das Gemüse zart ist, ca. 20 Minuten.

3. Fügen Sie die Bohnen und Reis und Salz und Pfeffer hinzu, um
zu schmecken. 20 Minuten unter gelegentlichem Rühren kochen,
bis der Reis weich ist. Heiß oder warm servieren.

Nudeln und Bohnen nach Mailänder Art

Pasta e Fagioli alla Milanese

Ergibt 8 Portionen

Für diese Suppe werden normalerweise Reste frischer Nudeln verwendet, die Maltagliati ("schlecht geschnitten") genannt werden, oder Sie können frische Fettuccine verwenden, die in mundgerechte Stücke geschnitten wird.

2 Esslöffel ungesalzene Butter

2 Esslöffel Olivenöl

6 frische Salbeiblätter

1 Esslöffel gehackter frischer Rosmarin

4 Karotten, gehackt

4 Sellerierippen, gehackt

3 mittelkochende Kartoffeln, gehackt

2 gehackte Zwiebeln

4 geschälte, entkernte und gehackte Tomaten oder 2 Tassen gehackte Tomatenkonserven

1 Pfund (ca. 2 Tassen) getrocknete Cranberry- oder Cannellini-Bohnen (siehe Bohnen im Landhausstil) oder 4 16-Unzen-Dosen

Über 8 Tassen hausgemacht Fleischbrühe oder eine Mischung aus halb im Laden gekaufter Rind- oder Gemüsebrühe und halb Wasser

Salz und frisch gemahlener schwarzer Pfeffer

8 Unzen frische Maltagliati oder frische Fettuccine in 1-Zoll-Stücke geschnitten

Natives Olivenöl extra

1. In einem großen Topf die Butter bei mittlerer Hitze mit dem Öl schmelzen. Salbei und Rosmarin einrühren. Fügen Sie die Karotten, Sellerie, Kartoffeln und Zwiebeln hinzu. Unter häufigem Rühren etwa 10 Minuten kochen lassen, bis sie weich sind.

2. Tomaten und Bohnen einrühren. Fügen Sie die Brühe und Salz und Pfeffer hinzu, um zu schmecken. Die Mischung zum Kochen bringen. Bei schwacher Hitze kochen, bis alle Zutaten sehr zart sind, ca. 1 Stunde.

3. Nehmen Sie die Hälfte der Suppe aus dem Topf und geben Sie sie durch eine Lebensmittelmühle oder pürieren Sie sie in einem Mixer. Gießen Sie das Püree zurück in den Topf. Gut umrühren

und die Nudeln hinzufügen. Bringen Sie die Suppe zum Kochen und stellen Sie die Hitze ab.

4. Lassen Sie die Suppe vor dem Servieren etwas abkühlen. Heiß servieren, mit etwas Olivenöl extra vergine und reichlich Pfeffer mahlen.

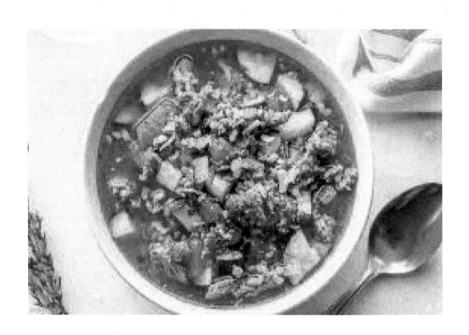

Linsen-Fenchel-Suppe

Zuppa di Lenticchie e Finocchio

Ergibt 8 Portionen

Linsen sind eine der ältesten Hülsenfrüchte. Sie können braun, grün, rot oder schwarz sein, aber in Italien sind die feinsten Linsen die winzigen grünen aus Castelluccio in Umbrien. Im Gegensatz zu Bohnen müssen Linsen vor dem Kochen nicht eingeweicht werden.

Bewahren Sie die gefiederten Spitzen des Fenchels auf, um die Suppe zu garnieren.

1 Pfund braune oder grüne Linsen, gepflückt und gespült

2 mittelgroße Zwiebeln, gehackt

2 Karotten, gehackt

1 mittelkochende Kartoffel, geschält und gehackt

1 Tasse gehackter Fenchel

1 Tasse frische oder eingemachte Tomaten, gehackt

¼ Tasse Olivenöl

Salz und frisch gemahlener schwarzer Pfeffer

1 Tasse Tubetti, Ditalini oder kleine Muscheln

Frische Fenchelspitzen, optional

Natives Olivenöl extra

1. Kombinieren Sie in einem großen Topf die Linsen, Zwiebeln, Karotten, Kartoffeln und Fenchel. Fügen Sie kaltes Wasser hinzu, um 1 Zoll zu bedecken. Die Flüssigkeit zum Kochen bringen und 30 Minuten bei schwacher Hitze kochen lassen.

2. Tomaten und Olivenöl einrühren. Nach Belieben Salz und Pfeffer hinzufügen. Kochen, bis die Linsen weich sind, weitere 20 Minuten. Fügen Sie nach Bedarf etwas Wasser hinzu, damit die Linsen gerade mit der Flüssigkeit bedeckt sind.

3. Die Nudeln einrühren und weitere 15 Minuten kochen, bis die Nudeln weich sind. Würzen und Gewürze anpassen. Mit den gehackten Fenchelspitzen garnieren, falls vorhanden. Heiß oder warm mit etwas nativem Olivenöl extra servieren.

Spinat-, Linsen- und Reissuppe

Minestra di Lenticchie e Spinaci

Ergibt 8 Portionen

*Wenn weniger Wasser hinzugefügt wird und der Reis weggelassen
wird, wird diese Suppe zu einer Beilage, die mit gegrillten Fischfilets
oder Schweinefleisch serviert wird. Anstelle des Spinats können auch
Escarole, Grünkohl, Kohl, Mangold oder andere Blattgemüse
verwendet werden.*

1 Pfund Linsen, gepflückt und gespült

6 Tassen Wasser

3 große Knoblauchzehen, gehackt

¼ Tasse natives Olivenöl extra

8 Unzen Spinat, gestielt und in mundgerechte Stücke zerrissen

Salz und frisch gemahlener schwarzer Pfeffer

1 Tasse gekochter Reis

1. Kombinieren Sie in einem großen Topf die Linsen, Wasser,
Knoblauch und Öl. Zum Kochen bringen und bei schwacher Hitze

40 Minuten kochen lassen. Fügen Sie nach Bedarf etwas Wasser hinzu, damit die Linsen gerade bedeckt sind.

2. Den Spinat und das Salz und den Pfeffer nach Belieben einrühren. Kochen, bis die Linsen weich sind, weitere 10 Minuten.

3. Fügen Sie den Reis hinzu und kochen Sie, bis er durchgeheizt ist. Heiß servieren und mit etwas nativem Olivenöl beträufeln.

Linsen-Gemüse-Suppe

Minestra di Lenticchie e Verdura

Ergibt 6 Portionen

Schauen Sie sich die Linsen vor dem Kochen an, um kleine Steine oder Ablagerungen zu entfernen. Für eine herzhaftere Suppe fügen Sie ein oder zwei Tassen gekochte Ditalini oder zerbrochene Spaghetti hinzu.

¼ Tasse Olivenöl

1 mittelgroße Zwiebel, gehackt

1 Sellerierippe, gehackt

1 mittelgroße Karotte, gehackt

2 Knoblauchzehen, fein gehackt

½ Tasse gehackte italienische Tomatenkonserven

8 Unzen Linsen (ca. 1 Tasse), gepflückt und gespült

Salz und frisch gemahlener schwarzer Pfeffer

1 Pfund Escarole, Spinat oder anderes Blattgemüse, geschnitten und in mundgerechte Stücke geschnitten

½ Tasse frisch geriebener Pecorino Romano oder Parmigiano-Reggiano

1. Gießen Sie das Öl in einen großen Topf. Fügen Sie die Zwiebel, den Sellerie, die Karotte und den Knoblauch hinzu und kochen Sie sie bei mittlerer Hitze 10 Minuten lang oder bis das Gemüse zart und golden ist. Tomaten einrühren und weitere 5 Minuten kochen lassen.

2. Fügen Sie die Linsen, Salz und Pfeffer und 4 Tassen Wasser hinzu. Bringen Sie die Suppe zum Kochen und kochen Sie sie 45 Minuten lang oder bis die Linsen weich sind.

3. Das Grün einrühren. Bedecken Sie und kochen Sie 10 Minuten, oder bis das Grün zart ist. Geschmack zum Würzen.

4. Kurz vor dem Servieren den Käse einrühren. Heiß servieren.

Pürierte Linsensuppe mit Croutons

Purèa di Lenticchie

Ergibt 6 bis 8 Portionen

Knusprige Brotscheiben belegen dieses glatte Linsenpüree aus Umbrien. Für zusätzlichen Geschmack die Croutons mit einer rohen Knoblauchzehe einreiben, solange sie noch warm sind.

1 Pfund Linsen, gepflückt und gespült

1 Sellerierippe, gehackt

1 Karotte, gehackt

1 große Zwiebel, gehackt

1 große kochende Kartoffel, gehackt

2 Esslöffel Tomatenmark

Salz und frisch gemahlener schwarzer Pfeffer

2 Esslöffel natives Olivenöl extra sowie mehr zum Servieren

8 Scheiben italienisches oder französisches Brot

1. Legen Sie die Linsen, Gemüse und Tomatenmark in einen großen Topf. Fügen Sie kaltes Wasser hinzu, um 2 Zoll zu bedecken. Zum Kochen bringen. 20 Minuten kochen. Fügen Sie nach Geschmack Salz und bei Bedarf mehr Wasser hinzu, um die Zutaten bedeckt zu halten. Noch 20 Minuten kochen oder bis die Linsen sehr weich sind.

2. Lassen Sie den Inhalt des Topfes ab und bewahren Sie die Flüssigkeit auf. Legen Sie die Linsen und das Gemüse in einen Prozessor oder Mixer und pürieren Sie sie gegebenenfalls in Chargen, bis sie glatt sind. Gießen Sie die Linsen zurück in den Topf. Mit Salz und Pfeffer abschmecken. Vorsichtig aufwärmen und bei Bedarf etwas Kochflüssigkeit hinzufügen.

3. In einer großen Pfanne die 2 Esslöffel Olivenöl bei mittlerer Hitze erhitzen. Fügen Sie das Brot in einer einzigen Schicht hinzu. 3 bis 4 Minuten kochen, bis der Boden geröstet und braun ist. Drehen Sie die Brotstücke um und bräunen Sie sie noch ca. 3 Minuten.

4. Die Suppe vom Herd nehmen. Löffel in Schalen. Belegen Sie jede Schüssel mit einer Scheibe Toast. Heiß servieren, mit etwas Olivenöl beträufeln

Kichererbsensuppe aus Apulien

Minestra di Ceci

Ergibt 6 Portionen

In Apulien wird diese dicke Suppe aus kurzen Streifen frischer Nudeln hergestellt, die als Lagane bekannt sind. Frische Fettuccine, geschnitten in 3-Zoll-Streifen, kann ersetzt werden, ebenso wie kleine getrocknete Nudelformen oder zerbrochene Spaghetti. Anstelle einer Brühe werden Sardellen verwendet, um diese Suppe mit Wasser als Kochflüssigkeit zu würzen. Die Sardellen schmelzen in der Suppe und verleihen viel Charakter, ohne dass dies offensichtlich ist.

⅓ Tasse Olivenöl

3 Knoblauchzehen, leicht zerdrückt

2 2-Zoll-Zweige frischer Rosmarin

4 gehackte Sardellenfilets

3½ Tassen gekochte Kichererbsen oder 2 16-Unzen-Dosen, abgetropft und Flüssigkeit reserviert

4 Unzen frische Fettuccine, in 3-Zoll-Längen geschnitten

Frisch gemahlener schwarzer Pfeffer

1. Gießen Sie das Öl in einen großen Topf. Fügen Sie den
Knoblauch und den Rosmarin hinzu und kochen Sie bei mittlerer
Hitze, indem Sie die Knoblauchzehen mit der Rückseite eines
großen Löffels drücken, bis der Knoblauch golden ist, ca. 2
Minuten. Knoblauch und Rosmarin entfernen und wegwerfen.
Fügen Sie die Sardellenfilets hinzu und kochen Sie sie unter
Rühren etwa 3 Minuten lang, bis sich die Sardellen aufgelöst
haben.

2. Die Kichererbsen in den Topf geben und gut umrühren. Die
Hälfte der Kichererbsen mit einem Löffel oder einem
Kartoffelstampfer grob zerdrücken. Fügen Sie gerade genug
Wasser oder Kichererbsen-Kochflüssigkeit hinzu, um die
Kichererbsen zu bedecken. Bringen Sie die Flüssigkeit zum
Kochen.

3. Nudeln einrühren. Mit reichlich schwarzem Pfeffer
abschmecken. Kochen, bis die Nudeln zart und dennoch bissfest
sind. Vom Herd nehmen und 5 Minuten stehen lassen. Heiß
servieren und mit etwas nativem Olivenöl beträufeln.

Kichererbsen-Nudelsuppe

Minestra di Ceci

Ergibt 6 bis 8 Portionen

In der Region Marken in Mittelitalien wird diese Suppe manchmal aus Quadrucci, kleinen Quadraten frischer Eiernudeln, hergestellt. Für Quadrucci frische Fettuccine in kurze Stücke schneiden, um kleine Quadrate zu bilden. Lassen Sie jede Person ihre Suppe mit etwas nativem Olivenöl extra beträufeln.

Von allen Hülsenfrüchten finde ich Kichererbsen am schwierigsten zu kochen. Manchmal dauert es viel länger, bis sie zart werden, als ich erwartet habe. Es ist eine gute Idee, diese Suppe im Voraus in Schritt 2 zuzubereiten und sie dann wieder aufzuwärmen und zu beenden, wenn sie servierfertig ist, um sicherzustellen, dass die Kichererbsen genügend Zeit haben, um zart zu werden.

1 Pfund getrocknete Kichererbsen, über Nacht eingeweicht (siehe <u>Bohnen im Landhausstil)</u>

¼ Tasse Olivenöl

1 mittelgroße Zwiebel, gehackt

2 Sellerierippen, gehackt

2 Tassen Tomatenkonserven, gehackt

Salz

8 Unzen Ditalini oder kleine Ellbogen oder Muscheln

Frisch gemahlener schwarzer Pfeffer

Natives Olivenöl extra

1. Gießen Sie das Öl in einen großen Topf. Fügen Sie die Zwiebel und den Sellerie hinzu und kochen Sie sie unter häufigem Rühren bei mittlerer Hitze 10 Minuten lang oder bis das Gemüse zart und golden ist. Fügen Sie die Tomaten hinzu und bringen Sie sie zum Kochen. Noch 10 Minuten kochen.

2. Die Kichererbsen abtropfen lassen und in den Topf geben. Fügen Sie 1 Teelöffel Salz und kaltes Wasser hinzu, um 1 Zoll zu bedecken. Zum Kochen bringen. 11/2 bis 2 Stunden kochen oder bis die Kichererbsen sehr zart sind. Fügen Sie bei Bedarf Wasser hinzu, um die Kichererbsen bedeckt zu halten.

3. Etwa 20 Minuten bevor die Kichererbsen fertig sind, einen großen Topf Wasser zum Kochen bringen. Salz hinzufügen, dann die Nudeln. Kochen, bis die Nudeln zart sind. Abgießen und zur

Suppe geben. Mit Salz und Pfeffer abschmecken. Heiß servieren und mit etwas nativem Olivenöl beträufeln.

Ligurische Kichererbsen-Steinpilz-Suppe

Pasta und Ceci con Porcini

Ergibt 4 Portionen

Dies ist meine Version einer Suppe, die in Ligurien hergestellt wird. Einige Köche schaffen es ohne Mangold, andere enthalten Kardons in den Zutaten.

$1/2$ Unzen getrocknete Steinpilze

1 Tasse warmes Wasser

$1/4$ Tasse Olivenöl

2 Unzen Pancetta, gehackt

1 mittelgroße Zwiebel, fein gehackt

1 mittelgroße Karotte, fein gehackt

1 mittelgroße Sellerierippe, fein gehackt

1 Knoblauchzehe, fein gehackt

3 Tassen gekochte getrocknete oder abgetropfte Kichererbsen in Dosen

8 Unzen Mangold, quer in schmale Streifen schneiden

1 mittelkochende Kartoffel, geschält und gehackt

1 Tasse geschälte, entkernte und gehackte frische oder eingemachte Tomaten

Salz und frisch gemahlener schwarzer Pfeffer

1 Tasse Ditalini, Tubetti oder andere kleine Nudeln

1. Die Pilze 30 Minuten im Wasser einweichen. Entfernen Sie sie und reservieren Sie die Flüssigkeit. Spülen Sie die Pilze unter kaltem fließendem Wasser ab, um jeglichen Schmutz zu entfernen. Hacken Sie sie grob. Die Flüssigkeit durch einen Papierkaffeefilter in eine Schüssel abseihen.

2. Gießen Sie das Öl in einen großen Topf. Fügen Sie die Pancetta, Zwiebel, Karotte, Sellerie und Knoblauch hinzu. Bei häufigem Rühren bei mittlerer Hitze etwa 10 Minuten kochen, bis die Zwiebel und andere Aromen golden sind.

3. Kichererbsen, Mangold, Kartoffeln, Tomaten und Pilze mit ihrer Flüssigkeit einrühren. Fügen Sie Wasser hinzu, um nur die Zutaten zu bedecken, und Salz und Pfeffer, um zu schmecken. Zum Kochen bringen und kochen, bis das Gemüse zart ist und die Suppe ca. 1 Stunde eingedickt ist. Fügen Sie Wasser hinzu, wenn die Suppe zu dick wird.

4. Die Nudeln und 2 weitere Tassen Wasser einrühren. Unter häufigem Rühren etwa 15 Minuten kochen lassen oder bis die Nudeln weich sind. Vor dem Servieren etwas abkühlen lassen.

Toskanisches Brot und Gemüsesuppe

Ribollita

Ergibt 8 Portionen

Eines Sommers in der Toskana wurde mir diese Suppe überall serviert, manchmal zweimal am Tag. Ich habe es nie satt, denn jede Köchin hat ihre eigene Kombination von Zutaten verwendet, und es war immer gut. Das sind wirklich zwei Rezepte in einem. Die erste ist eine gemischte Gemüsesuppe. Am nächsten Tag werden die Reste aufgewärmt und mit eintägigem Brot gemischt. Das Aufwärmen gibt der Suppe ihren italienischen Namen, was "neu gekocht" bedeutet. Dies geschieht normalerweise morgens und die Suppe darf bis zur Mittagszeit ruhen. Ribollita wird normalerweise warm oder bei Raumtemperatur serviert, niemals dampfend heiß.

Verwenden Sie für die richtige Textur unbedingt ein hochwertiges zähes italienisches Brot oder Brot im Landhausstil.

4 Tassen hausgemacht <u>Hühnersuppe</u> oder <u>Fleischbrühe</u> oder eine Mischung aus halb im Laden gekaufter Brühe und halb Wasser

¼ Tasse Olivenöl

2 zarte Sellerierippen, gehackt

2 mittelgroße Karotten, gehackt

2 Knoblauchzehen, fein gehackt

1 kleine rote Zwiebel, gehackt

1/4 Tasse gehackte frische flache Petersilie

1 Esslöffel gehackter frischer Salbei

1 Esslöffel gehackter frischer Rosmarin

11/2 Pfund geschälte, entkernte und gehackte frische Tomaten oder 11/2 Tassen italienische geschälte Tomaten in Dosen mit ihrem Saft, gehackt

3 Tassen abgetropfte gekochte getrocknete oder konservierte Cannellini-Bohnen abtropfen lassen

2 mittelkochende Kartoffeln, geschält und gewürfelt

2 mittelgroße Zucchini, gehackt

1 Pfund Kohl oder Grünkohl, in dünne Scheiben geschnitten (ca. 4 Tassen)

8 Unzen grüne Bohnen, geschnitten und in mundgerechte Stücke geschnitten

Salz und frisch gemahlener Pfeffer nach Geschmack

Etwa 8 Unzen ein Tag altes italienisches Brot, dünn geschnitten

Natives Olivenöl extra

Sehr dünne Scheiben rote Zwiebel (optional)

1. Bereiten Sie gegebenenfalls die Brühe vor. Dann gießen Sie das Olivenöl in einen großen Topf. Fügen Sie den Sellerie, die Karotten, den Knoblauch, die Zwiebel und die Kräuter hinzu. Bei mittlerer Hitze unter häufigem Rühren etwa 20 Minuten kochen, bis der Sellerie und andere Aromen zart und golden sind. Fügen Sie die Tomaten hinzu und kochen Sie 10 Minuten.

2. Bohnen, restliches Gemüse sowie Salz und Pfeffer nach Belieben einrühren. Fügen Sie die Brühe und das Wasser hinzu, um sie gerade zu bedecken. Zum Kochen bringen. Bei sehr schwacher Hitze leicht kochen, bis das Gemüse zart ist, ca. 2 Stunden. Leicht abkühlen lassen, dann bei Nichtgebrauch über Nacht oder bis zu 2 Tage im Kühlschrank lagern.

3. Wenn Sie fertig sind, gießen Sie etwa 4 Tassen Suppe in einen Mixer oder eine Küchenmaschine. Die Suppe pürieren und zusammen mit der restlichen Suppe in einen Topf geben. Vorsichtig aufwärmen.

4. Wählen Sie eine Suppenterrine oder einen Topf, der groß genug ist, um das Brot und die Suppe aufzunehmen. Legen Sie eine Schicht Brotscheiben auf den Boden. Löffel genug von der Suppe, um das Brot vollständig zu bedecken. Wiederholen Sie die Schichtung, bis die gesamte Suppe verbraucht und das Brot eingeweicht ist. Mindestens 20 Minuten stehen lassen. Es sollte sehr dick sein.

5. Rühre die Suppe um, um das Brot aufzubrechen. Mit nativem Olivenöl extra beträufeln und mit der roten Zwiebel bestreuen. Warm oder bei Raumtemperatur servieren.

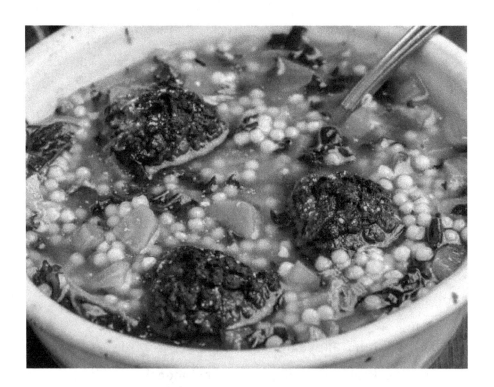

Winterkürbissuppe

Zuppa di Zucca

Ergibt 4 Portionen

Im Fruttivendolo, dem Obst- und Gemüsemarkt, können italienische Köche große Kürbisse und andere Winterkürbisse kaufen, um diese köstliche Suppe zuzubereiten. Ich benutze normalerweise Butternuss- oder Eichelkürbis. Der zerkleinerte rote Pfeffer namens Peperoncino sorgt für eine unerwartete Pikantheit.

4 Tassen hausgemacht <u>Hühnersuppe</u> oder eine Mischung aus halb im Laden gekaufter Brühe und halb Wasser

2 Pfund Winterkürbis, wie Butternuss oder Eichel

1/2 Tasse Olivenöl

2 Knoblauchzehen, fein gehackt

Prise zerkleinerten roten Pfeffer

Salz

1/4 Tasse gehackte frische flache Petersilie

1. Bereiten Sie die Brühe bei Bedarf vor. Dann schälen Sie den Kürbis und entfernen Sie die Samen. In 1-Zoll-Stücke schneiden.

2. Gießen Sie das Öl in einen großen Topf. Fügen Sie den Knoblauch und den zerkleinerten roten Pfeffer hinzu. Bei mittlerer Hitze unter häufigem Rühren ca. 2 Minuten kochen, bis der Knoblauch leicht golden ist. Kürbis und Salz nach Geschmack einrühren.

3. Die Brühe hinzufügen und zum Kochen bringen. Abdecken und 35 Minuten kochen lassen oder bis der Kürbis sehr weich ist.

4. Übertragen Sie den Kürbis mit einem geschlitzten Löffel in eine Küchenmaschine oder einen Mixer und pürieren Sie ihn glatt. Das Püree mit der Brühe in den Topf zurückgeben. Bringen Sie die Suppe wieder zum Kochen und kochen Sie sie 5 Minuten lang. Fügen Sie ein wenig Wasser hinzu, wenn die Suppe zu dick ist.

5. Nach Belieben Salz hinzufügen. Petersilie einrühren. Heiß servieren.

"Gekochtes Wasser" Suppe

Acquacotta

Ergibt 6 Portionen

Nur ein paar Gemüse, Eier und übrig gebliebenes Brot werden benötigt, um diese leckere toskanische Suppe zuzubereiten. Italiener nennen sie scherzhaft "gekochtes Wasser". Verwenden Sie alle verfügbaren Pilze.

¼ Tasse Olivenöl

2 Sellerierippen, in dünne Scheiben geschnitten

2 gehackte Knoblauchzehen

1 Pfund verschiedene Pilze wie Knopf, Shiitake und Cremini, geschnitten und in Scheiben geschnitten

1 Pfund frische Pflaumentomaten, geschält, entkernt und gehackt, oder 2 Tassen Tomatenkonserven

Prise zerkleinerten roten Pfeffer

6 Eier

6 Scheiben italienisches oder französisches Brot, geröstet

4 bis 6 Esslöffel frisch geriebener Pecorino-Käse

1. Gießen Sie das Öl in einen mittelgroßen Topf. Fügen Sie den Sellerie und den Knoblauch hinzu. Unter häufigem Rühren bei mittlerer Hitze etwa 5 Minuten kochen, bis sie weich sind.

2. Fügen Sie die Pilze hinzu und kochen Sie sie unter gelegentlichem Rühren, bis die Pilzsäfte verdunsten. Fügen Sie die Tomaten und den zerkleinerten roten Pfeffer hinzu und kochen Sie 20 Minuten.

3. Fügen Sie 4 Tassen Wasser und Salz hinzu, um zu schmecken. Zum Kochen bringen. Noch 20 Minuten kochen.

4. Brechen Sie kurz vor dem Servieren eines der Eier in eine Tasse. Schieben Sie das Ei vorsichtig in die heiße Suppe. Wiederholen Sie mit den restlichen Eiern. Abdecken und bei sehr schwacher Hitze 3 Minuten kochen lassen oder bis die Eier nach Geschmack fertig sind.

5. Legen Sie eine Scheibe Toast in jede Servierschüssel. Schöpfen Sie vorsichtig ein Ei darauf und löffeln Sie die heiße Suppe. Mit dem Käse bestreuen und sofort servieren.

Zucchini-Pesto-Suppe

Zuppa di Zucchine al Pesto

Ergibt 4 bis 6 Portionen

Das Aroma des Pestos beim Einrühren in die heiße Suppe ist unwiderstehlich.

2 Tassen hausgemacht <u>Hühnersuppe</u> oder eine Mischung aus halb im Laden gekaufter Brühe und halb Wasser

3 Esslöffel Olivenöl

2 mittelgroße Zwiebeln, gehackt

4 kleine Zucchini (ca. 1 1⁄4 Pfund), geschrubbt und gehackt

3 mittelkochende Kartoffeln, geschält und gehackt

Salz und frisch gemahlener schwarzer Pfeffer nach Geschmack

1 Tasse zerbrochene Spaghetti

Pesto

2 bis 3 große Knoblauchzehen

1⁄2 Tasse frisches Basilikum

¼ Tasse frische italienische Petersilie

½ Tasse geriebener Parmigiano-Reggiano, plus mehr zum Bestreuen

2 bis 3 Esslöffel natives Olivenöl extra

Salz und frisch gemahlener schwarzer Pfeffer

1. Bereiten Sie gegebenenfalls die Brühe vor. Gießen Sie dann das
   Öl in einen mittelgroßen Topf. Fügen Sie die Zwiebeln hinzu. Bei
   häufigem Rühren bei mittlerer Hitze ca. 10 Minuten kochen, bis
   die Zwiebeln zart und goldbraun sind. Fügen Sie die Zucchini
   und Kartoffeln hinzu und kochen Sie sie unter gelegentlichem
   Rühren 10 Minuten lang. Fügen Sie die Hühnerbrühe und 4
   Tassen Wasser hinzu. Die Flüssigkeit zum Kochen bringen und
   30 Minuten kochen lassen. Nach Belieben Salz und Pfeffer
   hinzufügen.

2. Nudeln einrühren. Noch 15 Minuten köcheln lassen.

3. Pesto zubereiten: Knoblauch, Basilikum und Petersilie in einer
   Küchenmaschine fein hacken. Fügen Sie den Käse hinzu und
   beträufeln Sie das Olivenöl allmählich, um eine dicke Paste zu
   erhalten. Mit Salz und Pfeffer abschmecken.

4. Übertragen Sie das Pesto in eine mittelgroße Schüssel; Mit
   einem Schneebesen etwa 1 Tasse der heißen Suppe in das Pesto

schlagen. Rühren Sie die Mischung mit der restlichen Suppe in den Topf. 5 Minuten ruhen lassen. Würzen und Gewürze anpassen. Mit zusätzlichem Käse servieren.

Lauch-, Tomaten- und Brotsuppe

Pappa al Pomodoro

Macht 4 zu Portionen

Die Toskaner essen viel Suppe und machen viele davon mit Brot anstelle von Nudeln oder Reis. Dies ist eine, die im frühen Herbst beliebt ist, wenn es viele reife Tomaten und frischen Lauch gibt. Es ist auch gut im Winter, hergestellt aus Tomatenkonserven.

6 Tassen hausgemacht <u>Hühnersuppe</u> oder eine Mischung aus halb im Laden gekaufter Brühe und halb Wasser

3 Esslöffel Olivenöl und mehr zum Nieseln

2 mittlere Lauch

3 große Knoblauchzehen

Prise zerkleinerten roten Pfeffer

2 Tassen geschälte, entkernte und gehackte frische Tomaten oder Tomatenkonserven

Salz

½ Laib ein Tag altes italienisches Vollkornbrot, in 1-Zoll-Würfel geschnitten (ca. 4 Tassen)

½ Tasse zerrissenes frisches Basilikum

Natives Olivenöl extra

1. Bereiten Sie gegebenenfalls die Brühe vor. Dann schneiden Sie die Wurzeln und den dunkelgrünen Teil des Lauchs ab. Den Lauch der Länge nach halbieren und unter fließendem Wasser gründlich abspülen. Gut hacken.

2. Gießen Sie das Öl in einen großen Topf. Fügen Sie den Lauch hinzu und kochen Sie ihn unter häufigem Rühren bei mittlerer Hitze etwa 5 Minuten lang, bis er weich ist. Knoblauch und zerkleinerten roten Pfeffer einrühren.

3. Tomaten und Brühe dazugeben und zum Kochen bringen. 15 Minuten unter gelegentlichem Rühren kochen. Nach Belieben Salz hinzufügen.

4. Rühren Sie das Brot in die Suppe und kochen Sie 20 Minuten unter gelegentlichem Rühren. Die Suppe sollte dick sein. Fügen Sie bei Bedarf mehr Brot hinzu.

5. Vom Herd nehmen. Basilikum einrühren und 10 Minuten stehen lassen. Heiß servieren und mit etwas nativem Olivenöl beträufeln.

Zucchini-Tomaten-Suppe

Zuppa di Zucchine e Pomodori

Ergibt 6 Portionen

Obwohl kleine Zucchini einen besseren Geschmack haben, sind auch größere Gemüsesorten in dieser Suppe gut, da ihre Wasserigkeit und ihr mangelnder Geschmack bei allen anderen geschmackvollen Zutaten nicht spürbar sind.

5 Tassen hausgemacht <u>Hühnersuppe</u> oder eine Mischung aus halb im Laden gekaufter Brühe und halb Wasser

3 Esslöffel Olivenöl

1 mittelgroße Zwiebel, fein gehackt

1 Knoblauchzehe, gehackt

1 Teelöffel gehackter frischer Rosmarin

1 Teelöffel gehackter frischer Salbei

11/2 Tassen geschälte, entkernte und gehackte Tomaten

11/2 Pfund Zucchini, gehackt

Salz und frisch gemahlener schwarzer Pfeffer

3 Tassen eintägige italienische oder französische Brotwürfel

Frisch geriebener Parmigiano-Reggiano

1. Bereiten Sie gegebenenfalls die Brühe vor. Dann gießen Sie das Öl in einen großen Topf. Fügen Sie die Zwiebel, den Knoblauch, den Rosmarin und den Salbei hinzu. Bei mittlerer Hitze unter häufigem Rühren ca. 10 Minuten kochen, bis die Zwiebel goldbraun ist.

2. Fügen Sie die Tomaten hinzu und rühren Sie gut um. Die Brühe hinzufügen und zum Kochen bringen. Die Zucchini einrühren und 30 Minuten oder bis sie weich ist kochen. Mit Salz und Pfeffer abschmecken.

3. Brotwürfel einrühren. Kochen, bis das Brot weich ist, ca. 10 Minuten. Vor dem Servieren noch 10 Minuten ruhen lassen. Mit geriebenem Parmigiano-Reggiano servieren.

Zucchini-Kartoffel-Suppe

Minestra di Zucchine e Patate

Ergibt 4 Portionen

Diese Suppe ist typisch für das, was Sie im Sommer in Häusern in ganz Süditalien servieren können. Sie können es wie ein italienischer Koch ändern, indem Sie die Zucchini gegen ein anderes Gemüse wie grüne Bohnen, Tomaten oder Spinat austauschen und die Petersilie durch Basilikum oder Minze ersetzen.

6 Tassen hausgemacht <u>Hühnersuppe</u> oder eine Mischung aus halb im Laden gekaufter Brühe und halb Wasser

2 Esslöffel Olivenöl

1 mittelgroße Zwiebel, fein gehackt

1 Pfund kochende Kartoffeln (ca. 3 mittel), geschält und gehackt

1 Pfund Zucchini (ca. 4 klein), geschrubbt und gehackt

Salz und frisch gemahlener schwarzer Pfeffer

2 Esslöffel gehackte Petersilie

Frisch geriebener Parmigiano-Reggiano oder Pecorino Romano

1. Bereiten Sie gegebenenfalls die Brühe vor. Gießen Sie dann das Öl in einen mittelgroßen Topf. Fügen Sie die Zwiebel hinzu und kochen Sie sie unter häufigem Rühren bei mittlerer Hitze etwa 10 Minuten lang, bis sie zart und goldbraun ist.

2. Kartoffeln und Zucchini einrühren. Fügen Sie die Brühe und Salz und Pfeffer hinzu, um zu schmecken. Zum Kochen bringen und ca. 30 Minuten kochen, bis das Gemüse weich ist.

3. Nach Belieben Salz und Pfeffer hinzufügen. Petersilie einrühren. Mit dem geriebenen Käse servieren.

Cremige Fenchelsuppe

Zuppa di Finocchio

Ergibt 6 Portionen

Kartoffeln und Fenchel haben eine Affinität zueinander. Servieren Sie diese Suppe, garniert mit gehackten Fenchelblättern und einem Spritzer Olivenöl extra vergine.

6 Tassen hausgemacht <u>Hühnersuppe</u> oder eine Mischung aus halb im Laden gekaufter Brühe und halb Wasser

2 große Lauch, getrimmt

3 mittelgroße Fenchelknollen (ca. 21⁄2 Pfund)

2 Esslöffel ungesalzene Butter

1 Esslöffel Olivenöl

5 kochende Kartoffeln, geschält und in Scheiben geschnitten

Salz und frisch gemahlener schwarzer Pfeffer

Natives Olivenöl extra

1. Bereiten Sie gegebenenfalls die Brühe vor. Dann den Lauch der Länge nach halbieren und gut abspülen, um alle Sandspuren zwischen den Schichten zu entfernen. Grob hacken.

2. Schneiden Sie die Fenchelstiele sogar mit den Zwiebeln ab und bewahren Sie einige der federgrünen Blätter zum Garnieren auf. Schneiden Sie die Basis und alle braunen Flecken ab. Schneiden Sie die Zwiebeln in dünne Scheiben.

3. In einem großen Topf die Butter bei mittlerer Hitze mit dem Öl schmelzen. Fügen Sie den Lauch hinzu und kochen Sie ihn ca. 10 Minuten lang, bis er weich ist. Fügen Sie den Fenchel, die Kartoffeln, die Brühe sowie Salz und Pfeffer hinzu, um zu schmecken. Zum Kochen bringen und ca. 1 Stunde kochen, bis das Gemüse sehr weich ist.

4. Übertragen Sie das Gemüse mit einem geschlitzten Löffel in eine Küchenmaschine oder einen Mixer. Verarbeiten oder mischen, bis alles glatt ist.

5. Legen Sie das Gemüse wieder in den Topf und erhitzen Sie es vorsichtig. In Suppentassen geben, mit den reservierten Fenchelspitzen bestreuen und mit Olivenöl beträufeln. Heiß servieren.

Pilz-Kartoffel-Suppe

Minestra di Funghi e Patate

Ergibt 6 Portionen

Hier ist eine weitere Suppe aus Friaul-Julisch Venetien, einer Region, die für ihre hervorragenden Pilze bekannt ist. Dort würden frische Steinpilze verwendet, aber weil sie schwer zu finden sind, ersetze ich eine Kombination aus wilden und kultivierten Pilzen. Sowohl Kartoffeln als auch Gerste werden als Verdickungsmittel zugesetzt.

8 Tassen hausgemacht <u>Fleischbrühe</u> oder eine Mischung aus halb im Laden gekaufter Brühe und halb Wasser

2 Esslöffel Olivenöl

2 Unzen geschnittene Pancetta, fein gehackt

1 mittelgroße Zwiebel, fein gehackt

2 Sellerierippen, fein gehackt

1 Pfund verschiedene Pilze wie Weiß, Cremini und Portabello

4 Esslöffel gehackte frische Petersilie

2 Knoblauchzehen, fein gehackt

3 mittelkochende Kartoffeln, geschält und gehackt

Salz und frisch gemahlener schwarzer Pfeffer

1/2 Tasse Perlgerste

1. Bereiten Sie gegebenenfalls die Brühe vor. Gießen Sie das Öl in einen großen Topf. Fügen Sie die Pancetta hinzu. Bei häufigem Rühren bei mittlerer Hitze ca. 10 Minuten goldbraun kochen. Fügen Sie die Zwiebel und den Sellerie hinzu und kochen Sie sie unter gelegentlichem Rühren etwa 5 Minuten lang, bis sie weich sind.

2. Fügen Sie die Pilze, 2 Esslöffel Petersilie und den Knoblauch hinzu. Unter häufigem Rühren etwa 10 Minuten kochen, bis die Pilzsäfte verdunsten.

3. Kartoffeln, Salz und Pfeffer einrühren. Die Brühe hinzufügen und zum Kochen bringen. Fügen Sie die Gerste hinzu und kochen Sie sie unbedeckt 1 Stunde lang bei schwacher Hitze oder bis die Gerste weich und die Suppe eingedickt ist.

4. Mit der restlichen Petersilie bestreuen und heiß servieren.

Cremige Blumenkohlsuppe

Vellutata di Cavolfiore

Ergibt 6 Portionen

Eine elegante Suppe zu Beginn eines besonderen Abendessens. Wenn Sie etwas Trüffelöl oder Paste haben, geben Sie kurz vor dem Servieren etwas in die Suppe und lassen Sie den Käse weg.

1 mittlerer Blumenkohl, geschnitten und in 1-Zoll-Röschen geschnitten

Salz

3 Esslöffel ungesalzene Butter

1/4 Tasse Allzweckmehl

Über 2 Tassen Milch

Frisch geriebener Muskatnuss

1/2 Tasse Sahne

1/4 Tasse frisch geriebener Parmigiano-Reggiano

1. Einen großen Topf Wasser zum Kochen bringen. Fügen Sie den Blumenkohl und das Salz hinzu, um zu schmecken. Kochen, bis

der Blumenkohl sehr zart ist, ca. 10 Minuten. Gut abtropfen lassen.

2. In einem mittelgroßen Topf die Butter bei mittlerer Hitze schmelzen. Fügen Sie das Mehl hinzu und rühren Sie es 2 Minuten lang gut um. Sehr langsam 2 Tassen Milch und Salz nach Geschmack einrühren. Zum Kochen bringen und 1 Minute unter ständigem Rühren kochen, bis es eingedickt und glatt ist. Vom Herd nehmen. Muskatnuss und Sahne einrühren.

3. Übertragen Sie den Blumenkohl in eine Küchenmaschine oder einen Mixer. Pürieren und bei Bedarf etwas Sauce hinzufügen, um das Püree glatt zu machen. Das Püree mit der restlichen Sauce in die Pfanne geben. Gut umrühren. Vorsichtig erhitzen und bei Bedarf mehr Milch hinzufügen, um eine dicke Suppe zu erhalten.

4. Vom Herd nehmen. Würzen und Gewürze anpassen. Käse einrühren und servieren.

Sizilianische Tomatengerstensuppe

Minestra d'Orzo alla Siciliana

Ergibt 4 bis 6 Portionen

Anstatt den Käse zu reiben, servieren die Sizilianer oft Suppe mit in kleine Stücke gehackten Käse. Es schmilzt nie vollständig in die Suppe und Sie können bei jedem Bissen etwas Käse probieren.

8 Tassen hausgemacht Hühnersuppe oder Fleischbrühe oder eine Mischung aus halb im Laden gekaufter Brühe und halb Wasser

8 Unzen Perlgerste, gepflückt und gespült

2 mittelgroße Tomaten, geschält, entkernt und gehackt, oder 1 Tasse gehackte Tomatenkonserven

1 Sellerierippe, fein gehackt

1 mittelgroße Zwiebel, fein gehackt

Salz und frisch gemahlener schwarzer Pfeffer

1 Tasse gewürfelter Pecorino Romano

1. Bereiten Sie gegebenenfalls die Brühe vor. In einem großen Topf die Brühe, die Gerste und das Gemüse vermischen und zum

Kochen bringen. 1 Stunde kochen, bis die Gerste weich ist. Fügen Sie Wasser hinzu, wenn die Suppe zu dick wird.

2. Mit Salz und Pfeffer abschmecken. Die Suppe in Schalen geben und den Käse darüber streuen.

Rote Pfeffersuppe

Zuppa di Peperoni Rossi

Ergibt 6 Portionen

Die lebendige rot-orange Farbe dieser Suppe ist ein ansprechender und angemessener Hinweis auf den erfrischenden, köstlichen Geschmack. Es ist inspiriert von einer Suppe, die ich im Il Cibreo, einer beliebten Trattoria in Florenz, probiert habe. Ich serviere es gerne mit warmer Focaccia.

6 Tassen hausgemacht <u>Hühnersuppe</u> oder eine Mischung aus halb im Laden gekaufter Brühe und halb Wasser

2 Esslöffel Olivenöl

1 mittelgroße Zwiebel, gehackt

1 Sellerierippe, gehackt

1 Karotte, gehackt

5 große rote Paprika, entkernt und gehackt

5 mittelkochende Kartoffeln, geschält und gehackt

2 Tomaten, entkernt und gehackt

Salz und frisch gemahlener schwarzer Pfeffer

1 Tasse Milch

Frisch geriebener Parmigiano-Reggiano

1. Bereiten Sie gegebenenfalls die Brühe vor. Dann gießen Sie das Öl in einen großen Topf. Fügen Sie die Zwiebel, den Sellerie und die Karotte hinzu. Bei mittlerer Hitze unter häufigem Rühren etwa 10 Minuten kochen, bis das Gemüse zart und goldbraun ist.

2. Paprika, Kartoffeln und Tomaten hinzufügen und gut umrühren. Die Brühe hinzufügen und zum Kochen bringen. Verringern Sie die Hitze und kochen Sie 30 Minuten oder bis das Gemüse sehr zart ist.

3. Übertragen Sie das Gemüse mit einem geschlitzten Löffel in eine Küchenmaschine oder einen Mixer. Pürieren, bis alles glatt ist.

4. Gießen Sie das Gemüsepüree in den Topf. Die Suppe leicht erhitzen und die Milch einrühren. Lassen Sie die Suppe nicht kochen. Nach Belieben Salz und Pfeffer hinzufügen. Heiß servieren, mit Käse bestreut.

Fontina, Brot und Kohlsuppe

Zuppa alla Valpelline

Ergibt 6 Portionen

Eine meiner schönsten Erinnerungen an das Aostatal ist der aromatische Fontina-Käse und das aromatische Vollkornbrot der Region. Der Käse wird aus Kuhmilch hergestellt und in Berghöhlen gereift. Suchen Sie nach einem Käse mit einer natürlichen Schale und der Silhouette eines Berges, der in die Spitze gedrückt wird, um sicherzugehen, dass Sie die echte Fontina erhalten. Verwenden Sie für diese herzhafte Suppe ein gutes, zähes Brot. Crinkly Savoy Kohl schmeckt milder als die Sorte mit den glatten Blättern.

8 Tassen hausgemacht Fleischbrühe oder eine Mischung aus halb im Laden gekaufter Rinderbrühe und halb Wasser

2 Esslöffel ungesalzene Butter

1 kleiner Wirsing, dünn zerkleinert

Salz

1/4 Teelöffel frisch gemahlene Muskatnuss

1/4 Teelöffel gemahlener Zimt

Frisch gemahlener schwarzer Pfeffer

12 Unzen Fontina Valle d'Aosta

12 Scheiben knuspriger kernloser Roggen, Pumpernickel oder Vollkornbrot, geröstet

1. Bereiten Sie gegebenenfalls die Brühe vor. Dann schmelzen Sie die Butter in einem großen Topf. Fügen Sie den Kohl und das Salz hinzu, um zu schmecken. Abdecken und bei schwacher Hitze 30 Minuten unter gelegentlichem Rühren kochen, bis der Kohl zart ist.

2. Heizen Sie den Ofen auf 350 ° F vor. Brühe, Muskatnuss, Zimt, Salz und Pfeffer in einen großen Topf geben und bei mittlerer Hitze zum Kochen bringen.

3. Legen Sie 4 Scheiben Brot in einen tiefen, ofenfesten 3-Liter-Ofen oder einen tiefen, schweren Topf oder eine Auflaufform. Mit der Hälfte des Kohls und einem Drittel des Käses bedecken. Wiederholen Sie dies mit einer weiteren Schicht Brot, Kohl und Käse. Das restliche Brot darüber geben. Gießen Sie vorsichtig auf die heiße Brühe. Den reservierten Käse in Stücke reißen und auf die Suppe streuen.

4. Backen Sie den Auflauf etwa 45 Minuten lang, bis er braun und sprudelnd ist. 5 Minuten vor dem Servieren ruhen lassen.

Cremige Pilzsuppe

Zuppa di Funghi

Ergibt 8 Portionen

Thanksgiving ist kein Feiertag, der in Italien gefeiert wird, aber ich serviere diese cremige frische und getrocknete Pilzsuppe aus Norditalien oft als Teil meines Feiertagsmenüs.

8 Tassen hausgemacht <u>Fleischbrühe</u> oder eine Mischung aus halb im Laden gekaufter Rinderbrühe und halb Wasser

1 Unze getrocknete Steinpilze

2 Tassen heißes Wasser

2 Esslöffel ungesalzene Butter

1 mittelgroße Zwiebel, fein gehackt

1 Knoblauchzehe, fein gehackt

1 Pfund weiße Pilze, dünn geschnitten

1/2 Tasse trockener Weißwein

1 Esslöffel Tomatenmark

¹/2 Tasse Sahne

Gehackte frische Petersilie zum Garnieren

Salz und frisch gemahlener schwarzer Pfeffer

1. Bereiten Sie gegebenenfalls die Brühe vor. Dann die Steinpilze ins Wasser geben und 30 Minuten einweichen lassen. Die Pilze aus der Schüssel nehmen und die Flüssigkeit aufbewahren. Spülen Sie die Pilze unter kaltem, fließendem Wasser ab, um jeglichen Schmutz zu entfernen. Achten Sie dabei besonders auf die Enden der Stängel, an denen sich Erde ansammelt. Die Pilze grob hacken. Die Pilzflüssigkeit durch einen Papierkaffeefilter in eine Schüssel abseihen.

2. In einem großen Topf die Butter bei mittlerer Hitze schmelzen. Fügen Sie die Zwiebel und den Knoblauch hinzu und kochen Sie 5 Minuten. Alle Pilze einrühren und unter gelegentlichem Rühren ca. 10 Minuten kochen, bis die Pilze leicht golden werden. Nach Belieben Salz und Pfeffer hinzufügen.

3. Den Wein dazugeben und zum Kochen bringen. Brühe, Pilzflüssigkeit und Tomatenmark einrühren. Die Hitze senken und 30 Minuten köcheln lassen.

4. Sahne einrühren. Mit Petersilie bestreuen und sofort servieren.

Gemüsesuppe mit Pesto

Minestrone al Pesto

Ergibt 6 bis 8 Portionen

In Ligurien wird Minestrone-Schalen mit einem Schuss duftender Pesto-Sauce versetzt. Es ist nicht wesentlich, aber es hebt wirklich den Geschmack der Suppe.

1/4 Tasse Olivenöl

1 mittelgroße Zwiebel, gehackt

2 Karotten, gehackt

2 Sellerierippen, gehackt

4 reife Tomaten, geschält, entkernt und gehackt

1 Pfund Mangold oder Spinat, gehackt

3 mittelkochende Kartoffeln, geschält und gehackt

3 kleine Zucchini, gehackt

8 Unzen grüne Bohnen, in 1⁄2-Zoll-Stücke geschnitten

8 Unzen geschälte frische Cannellini oder Borlotti Bohnen oder 2 Tassen abgetropfte gekochte getrocknete oder Dosenbohnen

Salz und frisch gemahlener schwarzer Pfeffer

1 Rezept Pesto

4 Unzen kleine Nudelformen wie Tubetti oder Ellbogen

1. Gießen Sie das Öl in einen großen Topf. Fügen Sie die Zwiebeln, Karotten und Sellerie hinzu. Bei mittlerer Hitze unter häufigem Rühren etwa 10 Minuten kochen, bis das Gemüse zart und goldbraun ist.

2. Tomaten, Mangold, Kartoffeln, Zucchini und Bohnen einrühren. Fügen Sie genug Wasser hinzu, um das Gemüse zu bedecken. Nach Belieben Salz und Pfeffer hinzufügen. Von Zeit zu Zeit unter Rühren kochen, bis die Suppe eingedickt und das Gemüse weich ist (ca. 1 Stunde). Fügen Sie ein wenig Wasser hinzu, wenn es zu dick wird.

3. Bereiten Sie in der Zwischenzeit das Pesto vor, falls erforderlich. Wenn die Suppe eingedickt ist, fügen Sie die Nudeln hinzu. Unter Rühren ca. 10 Minuten kochen, bis die Nudeln weich sind. Leicht abkühlen lassen. Heiß servieren, an einer Schüssel Pesto vorbeikommen, die am Tisch hinzugefügt werden

soll, oder die Suppe in Schüsseln schöpfen und in der Mitte jeweils etwas Pesto aufschlagen.

Eiersuppe von Pavia

Zuppa alla Pavese

Ergibt 4 Portionen

In Brühe pochierte Eier sind eine schnelle und köstliche Mahlzeit. Die Suppe ist servierfertig, wenn das Weiß gerade fest ist und das Eigelb noch weich ist.

2 Liter hausgemacht <u>Fleischbrühe</u> oder eine Mischung aus halb im Laden gekaufter Brühe und halb Wasser

4 Scheiben Landbrot, leicht geröstet

4 große Eier bei Raumtemperatur

4 bis 6 Esslöffel frisch geriebener Parmigiano-Reggiano

Salz und frisch gemahlener schwarzer Pfeffer

1. Bereiten Sie gegebenenfalls die Brühe vor. Wenn nicht frisch zubereitet, erhitzen Sie die Brühe zum Kochen. Mit Salz und Pfeffer abschmecken.

2. Halten Sie 4 erhitzte Suppentassen bereit. Legen Sie eine Scheibe Toast in jede Schüssel und knacken Sie dann ein Ei über jede Scheibe Toast.

3. Gießen Sie die heiße Brühe über die Eier, um sie einige Zentimeter zu bedecken. Mit dem Käse bestreuen. Stehen lassen, bis das Eiweiß nach Geschmack gekocht ist. Heiß servieren.

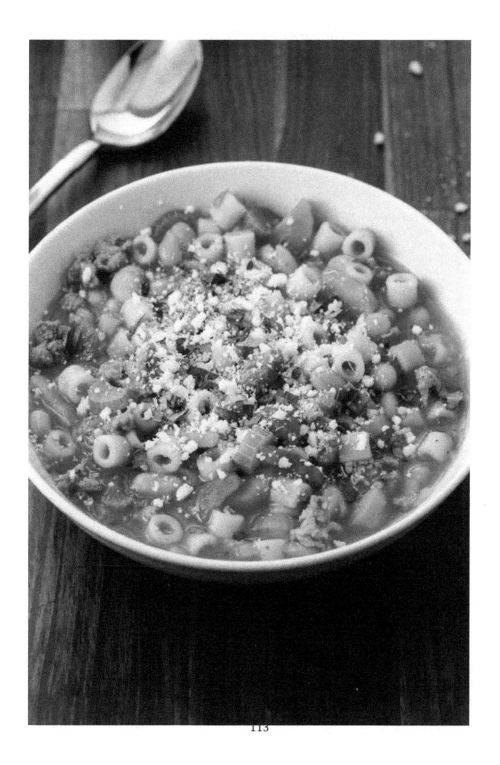

CPSIA information can be obtained
at www.ICGtesting.com
Printed in the USA
LVHW050939010621
689024LV00007B/640